AF299463

NÉCESSITÉ

DE

L'HYGIÈNE DENTAIRE

RECOMMANDÉE

AUX MÈRES DE FAMILLE

PAR

DUCHESNE AINÉ

Successeur de son père, médecin-dentiste

Place Bellecour, Lyon

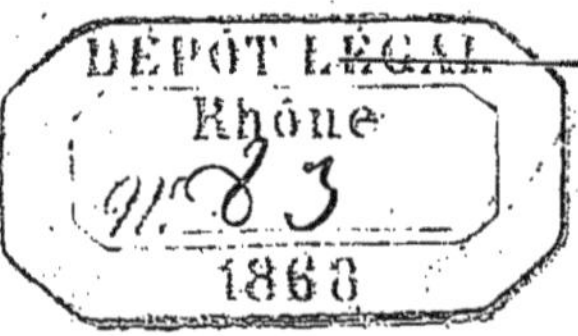

LYON

IMPRIMERIE ADMINISTRATIVE DE Ve CHANOINE

PLACE DE LA CHARITÉ, 10

1868

En m'adressant aux mères de famille, en plaçant sous leur bienveillant patronage ces quelques considérations familières sur les dents et les soins d'hygiène qu'elles réclament à tous les âges, je n'ai eu qu'une pensée, celle de faciliter leur tâche dans l'application des soins domestiques, surtout dans les soins de l'hygiène quotidienne, que tous les praticiens considèrent avec juste raison comme la condition essentielle de la santé du corps, quelles que soient les parties auxquelles on les applique.

Quelque restreint que soit le cadre que j'ai dû m'imposer, je ne m'en suis pas moins appliqué à y faire entrer toutes les connaissances propres à justifier le titre que je lui donne : *Hygiène dentaire.*

C'est donc œuvre sérieuse et de bonne foi que je place sous votre protection, mères de famille. L'accueil que vous réservez à mes humbles conseils me prouvera bientôt si j'ai atteint le but que je me suis proposé.

Lyon, le   1868.

DUCHESNE.

1868

HYGIÈNE DENTAIRE

Qui a de mauvaises dents,
mastique imparfaitement; qui
mastique imparfaitement, digère
mal; qui digère mal est malade.

Ayant abandonné, Mesdames, à vos plus attentives méditations cette vérité ingénieuse et profonde, permettez-moi, dans un but d'intérêt général, de fixer un instant votre attention sur la nécessité impérieuse des soins que réclament les dents à tous les âges.

Puisque la bouche est le vestibule — s'il m'est permis de me servir de cette expression — des organes digestifs, elle est incontestablement, par suite des lois de l'organisme, le siége de la santé; dès lors vous comprendrez combien il importe que les dents destinées à saisir, déchirer et broyer les aliments, soient tenues constamment en bon état pour accomplir le travail important de la mastication. De la préparation irrégulière du bol alimentaire dépendent la plupart des accidents gastriques. Une mauvaise digestion suffit pour porter le désordre et la perturbation la plus profonde dans toute l'économie; les indigestions, les maladies d'estomac n'ont pas d'autres causes souvent qu'une mastication imparfaite. Or, comment arriverait-on à triturer convenablement les aliments solides avec des mâchoires dégarnies ne portant plus que des dents malsaines, gâtées, branlantes, mal plantées, dans des gencives atrophiées, ulcéreuses, douloureuses, dans des alvéoles cariées, nécrosées? Donc, il est indispensable de suivre avec la plus grande régularité les soins d'hygiène, si faciles, si commodes à appliquer.

Et cependant, longtemps encore les praticiens joueront le rôle décevant de la Cassandre troyenne, et s'élèveront en vain contre les négligences et l'indifférence de la plupart des gens, en ce qui concerne le bon état de leurs mâchoires. Des gastrites, des dyspepsies, des indigestions tourmenteront par milliers les négligents et les indifférents avant que la nécessité de l'hygiène dentaire soit bien comprise et universellement pratiquée. Tous les jours, en effet, ne trouve-t-on pas de ces malheureux édentés ou sur le point de le devenir, qui, aux observations qu'on leur adresse, répondent flegmatiquement: « A quoi bon faire arranger les dents, les « soigner, les nettoyer? Cela ne sert à rien. Laissons faire « ce qu'on ne saurait empêcher; etc. etc. etc. »

Cela ne sert à rien! Vous êtes sceptiques de l'art dentaire, dans la plus grande, la plus regrettable, la plus dangereuse erreur, et cette erreur, si vous y persistez, aura bientôt les plus funestes conséquences. A quoi servent vos dents, sinon à triturer les aliments, la nourriture, c'est-à-dire ce qui vous fait vivre? Et si vous perdez vos dents n'en résultera-t-il pas toutes les maladies de l'estomac produites par une alimentation incomplète? Vous êtes jeunes, m'objectez-vous; vos organes ont des forces plus que suffisantes; soit! mais vous vieillirez, et lorsque vos appareils digestifs n'auront plus la chaleur nécessaire à leur dilatation, vous ne pourrez plus ingérer ces bols imparfaits dont vous êtes si fiers aujourd'hui. Alors vos estomacs fatigués, incessamment irrités par la mauvaise mastication, se délabreront; et il faudra dire adieu à la santé, adieu à la vie.

Je le dis ici, avec la conviction que me donnent des études spéciales assidûment suivies et une expérience déjà longue, sauf de rares exceptions, toutes les maladies des dents sont guérissables. Qu'on n'attende donc pas, pour aller chez le dentiste, qu'une chronicité incurable ait remplacé une affection passagère et sans importance à ses débuts.

On comprendra, en raison de ces considérations importantes que je prends la liberté de vous exposer, combien est grande *la nécessité* d'un examen très-attentif de la bouche par un homme habile, expérimenté. Pourquoi donc hésiter à consulter le dentiste? Est-ce négligence, est-ce incurie ou peur? Dans cet examen, il n'y a aucune douleur à redouter, tandis qu'au contraire vous pouvez éviter les plus graves conséquences pour vous et les vôtres. Réfléchissez, mères de famille, et désormais vous n'hésiterez plus. Aujourd'hui, je le répète, grâce aux progrès de l'odontologie, les opérations d'arrachement, d'extraction sont plus rares. Les moyens prophylactiques et curatifs se combinent de façon à permettre de guérir le mal sans arracher la dent. Les soins d'hygiène mieux entendus que jadis, préviennent aussi de nombreuses affections de la bouche, et l'étude plus approfondie de l'anatomie dentaire a permis de fixer d'une manière à peu près certaine le diagnostic. Quoi qu'il en soit, l'art du dentiste ne saurait se borner à l'extraction des dents; il faut savoir les traiter avant tout. Les arracheurs de dents, menteurs et ignorants, ne sont plus de ce temps. L'odontologie est un art aujourd'hui, art minutieusement étudié, classé, affirmé par des travaux auxquels ont pris part les sommités médicales de notre siècle.

Y a-t-il quelque danger, seulement quelque embarras, à soigner sa bouche et ses dents? Mais non, vraiment : L'*hygiène dentaire* consiste presque uniquement dans les soins de la propreté. Exige-t-elle un train particulier d'outils, d'ustensiles, de drogues? Pas davantage. Une brosse simplement; puis, — ici, permettez-moi de prêcher pour ma paroisse avec d'autant plus d'indépendance *que les produits de la maison Duchesne sont universellement réputés pour leur supériorité incontestée :* Un flacon de notre Elixir Prophylactique, un pot de notre Miel Balsamique, et c'est tout.

Du reste, permettez-moi de vous tracer en quelques lignes les lois si simples de l'*hygiène dentaire.*

Les dents de première dentition n'ont pas généralement besoin de soins de propreté, à moins qu'elles ne soient cariées, et, dans ce cas, on doit les brosser souvent, soigneusement, pour arrêter les progrès de la maladie. Ce n'est guère qu'à l'âge de 7 à 8 ans, c'est-à-dire à l'époque d'éruption des secondes dents, qu'on doit faire prendre aux enfants l'habitude du nettoyage des dents. Non-seulement la brosse douce imbibée d'eau légèrement aromatisée avec l'élixir de Duchesne, suffira pour empêcher les dents de se gâter, mais encore pour arrêter les progrès de la carie. Et cette précaution si facile aura d'autres résultats encore : elle servira à maintenir les dents et la bouche dans un état constant de pureté et de fraîcheur. Si le tartre fait invasion, quoi de plus simple que de le faire détacher par le dentiste, quel que soit l'âge de l'enfant ?

Car les soins que l'on doit à la bouche sont de tous les âges. Il conviendrait même que les dents fussent détergées après chaque repas pour en enlever les résidus d'aliments. Les cure-dents en plume sont les meilleurs. On doit attentivement empêcher l'accumulation de ce limon visqueux, jaunâtre, qui, si l'on n'y prend garde, ne tardera pas, en se solidifiant, à envahir la couronne tout entière; ce qui ne saurait arriver si l'on a soin d'enlever tous les matins la couche limoneuse qui s'est formée pendant la nuit.

Après la carie, l'invasion des dents par le tartre est une des causes les plus fréquentes de leur chute. C'est une affection d'autant plus grave qu'il n'est pas rare de voir des personnes qui en ont négligé l'enlèvement, avoir bientôt toute leur denture recouverte de ce limon incommode, puant et malsain, et si bien et si complétement recouverte que chaque arcade dentaire semble ne former qu'une seule pièce.

Le tempérament a beaucoup d'influence sur la nature et la quantité du tartre chez les sujets vigoureux, sanguins,

il est compacte, pierreux, peu abondant, et chez les lymphatiques, il est mou, terreux et sécrété abondamment.

Quoi qu'il en soit, les inconvénients de l'invasion du tartre
sont trop réels, trop multipliés, pour que l'on ne comprenne
pas combien il importe d'en prévenir la formation. Ici encore, comme pour la carie, la nécessité de recourir à un
dentiste adroit ; l'opération du nettoyage des rateliers tar-
treux est une des plus délicates, une de celles qui exigent le
plus de soin. Il faut que l'opérateur connaisse parfaitement
la différence qui existe entre le tissu naturel de la dent et
la matière qui s'est déposée dessus ; il faut qu'il mette autant
de soins, autant d'attention à conserver la dent qu'à la nettoyer. J'ai vu beaucoup de personnes dont les dents avaient
été tout à fait perdues par un nettoyage maladroit.

Les personnes délicates de constitution, lymphatiques,
chlorotiques, valétudinaires, alors même qu'elles auraient
de belles et bonnes dents, sont tenues à plus de précautions.
Quant à celles qui portent des dentiers artificiels, elles doi-
vent être constamment attentives à en conserver la propreté.

Les plus petits soins peuvent souvent prévenir les plus
graves maladies ; or, parmi les affections de la bouche, il en
est une, mères de familles , bien connue de tous et dont je
dois vous entretenir ici en raison de sa gravité, pour que
vous puissiez en pressentir les causes, en bien comprendre
les dangers, je veux parler du *scorbut.*

C'est par les gencives que commence le *scorbut.* Elles deviennent épaisses, très-sensibles, livides, quelquefois noires

et saignant facilement. Il est bien entendu que nous ne parlons pas du *scorbut des marins*, qui s'étend à toute l'économie, mais bien du scorbut spécial de la bouche, qui paraît n'en être qu'une forme particulièrement déterminée, limitée.

Voici, d'après Maury, auteur célèbre, la nosographie de cette maladie, purement locale dans son principe : « Souvent, dit-il, elle incommode à peine ceux qui en sont affectés, mais elle est susceptible d'avoir les conséquences les plus funestes, si elle est négligée. Elle se manifeste par la mollesse, la lividité, le gonflement des gencives, qui deviennent saignantes au moindre attouchement. Le gonflement apparaît alors sur les portions qui occupent les intervalles des dents, et il s'y forme des fongosités dont la surface s'excorie facilement ; quelquefois l'inflammation s'en empare, et produit des ulcérations qui détruisent une partie des gencives de manière à mettre les dents à découvert. Il s'établit alors une suppuration entre les gencives et les alvéoles, qu'une matière purulente, gélatineuse et de mauvaise odeur détruit quelquefois en entier en fusant le long des dents. Celles-ci deviennent vacillantes et tombent au bout d'un certain temps. Tantôt le mal n'affecte qu'une petite portion des gencives, et tantôt il porte ses ravages sur les deux mâchoires à la fois. Le plus souvent néanmoins, la maladie se borne à une petite étendue de ces organes, comme nous l'avons dit plus haut, et elle ne cause aux individus qui en sont atteints qu'une incommodité légère. On la voit rester dans cet état pendant des années entières.

Cette suppuration reconnaît ordinairement pour causes

l'extrême malpropreté des dents, le gonflement des gencives, suite d'une plénitude des vaisseaux : on la voit survenir chez les hommes de trente-six à quarante ans, les femmes mal réglées ou qui ont cessé de l'être ; chez les sujets d'un tempérament lymphatique, chez les mélancoliques, les pituiteux, les individus qui habitent les endroits humides et malsains, ou qui ont été exposés à la suppression de quelque flux périodique ou à la répercussion de quelque maladie cutanée.

Pour guérir et aussi prévenir cette affection morbide des gencives, je n'hésite pas à faire l'éloge de *l'Eau* et du Miel Prophylactiques, car, je le répète, leur réputation est faite depuis longtemps.

Quant à la manière de s'en servir, elle est des plus commodes. Pour le miel, il faut en prendre la grosseur d'une aveline avec une brosse humide, et faire une friction dans tous les sens, de manière à atteindre toutes les dents et principalement les gencives ; puis on prend, pour se rincer la bouche, un peu d'eau tiède ou froide, suivant qu'on pourra le supporter, et dans laquelle on fera tomber quelques gouttes d'Eau Prophylactique.

On peut user de cet excellent produit dans la plupart des affections morbides des gencives : scorbut, aphthes, ulcères, etc. Il tonifie les tissus muqueux, raffermit les dents ébranlées par l'inflammation ; empêche la formation du tartre, rend les dents blanches sans nuire à l'émail ; avive le coloris des gencives et les fait briller du plus vif incarnat ; maintient la bouche fraîche, surtout chez les personnes qui font usage du tabac, etc.

L'Eau Prophylactique n'est pas moins efficace. Elle convient à toutes les personnes, à tous les tempéraments ; je m'en sers quotidiennement et toujours avec succès, contre les engorgements des gencives et les haleines fortes. Elle calme à l'instant le mal de dents causé par les irritations nerveuses et arrête les progrès de la carie. Les femmes enceintes étant très-exposées aux maux de dents, pourront en faire usage avec avantage.

Cette eau donne à la bouche une fraîcheur et un parfum très-agréables. — On peut recommander avec confiance cette eau aux personnes chez qui l'haleine devient mauvaise par instant : par exemple, comme à certaines époques chez les Dames. — Quelques gouttes dans un peu d'eau, avec laquelle on se gargarise, dissipent immédiatement le pâteux et l'amertume de la bouche.

Les conseils d'hygiène que je crois utile de vous donner, mères de famille, ne seraient pas complets si je ne disais un mot des brosses et des moyens de les choisir : avant tout qu'elles soient de première qualité, et que les crins en soient d'autant moins durs que les gencives sont plus molles. S'il en était autrement, on le comprend, on blesserait infailliblement ces parties.

Après avoir brossé les dents en dedans et en dehors, de droite à gauche et de gauche à droite, on peut très-bien les brosser à leur face antérieure en faisant des demi-mouvements de rotation de bas en haut pour les inférieures, et de haut en bas pour les supérieures. Le limon s'enlève beaucoup

mieux de cette manière au collet, ainsi que dans les inters-
tices des dents.

Un mot des cure-dents :

Les meilleurs, ainsi que je l'ai dit, sont ceux faits en plume
d'oie neuve. Leur nom indique leur usage. Mais on ne doit
s'en servir qu'autant que quelque corps étranger s'est intro-
duit entre les dents et que l'on ne peut le détacher avec la
langue. C'est la seule circonstance pour laquelle on puisse
rationnellement l'employer. Il faut tourmenter le moins pos-
sible les dents et surtout les gencives avec ces petits instru-
ments.

Nous voici arrivés, lectrices attentives, à la dernière partie de notre travail. Après avoir résumé dans ce qui précède
toutes les notions indispensables de physiologie dentaire re-
lativement à l'hygiène, décrit les principaux phénomènes,
insisté sur les soins impérieux que réclament les dents à tous
les âges, il ne me reste plus qu'à vous présenter quelques
considérations sur la *prothèse dentaire*, pour que l'œuvre
que j'ai l'honneur de vous offrir justifie pleinement son titre :
Hygiène dentaire.

Puisque je viens de hasarder le mot de *prothèse*, veuillez
me permettre de vous en expliquer le sens. La *prothèse* en
médecine, est l'art de remplacer une partie naturelle du corps
par une partie artificielle ou un instrument qui puisse y sup-
pléer. *La prothèse dentaire* a pour but de remplacer les dents,
les mâchoires mêmes, les tissus membraneux de la bouche par
des dents, des mâchoires ou des membranes imitées avec telle

ou telle substance. Cette partie de l'odontologie, qu'on appelle avec raison *odontotechnie*, n'est pas moderne ; dans l'antiquité on avait grand soin des dents, et il existait déjà des moyens d'en réparer la perte par des dents postiches. A notre époque, grâce à ses progrès incessants, on est arrivé à la perfection en matière d'imitation des râteliers, et cependant l'*odontotechnie* n'a pas dit son dernier mot, car chaque jour lui permet d'accomplir de nouvelles merveilles.

La prothèse dentaire aujourd'hui est d'une utilité tellement reconnue, qu'il serait presque superflu d'en établir la nécessité si quelques personnes, redoutant encore la douleur ou l'insuccès d'une opération, hésitaient à prendre cette détermination. Cette erreur a eu son temps, la douleur n'existe pas et le succès entre des mains habiles, expérimentées, est toujours certain. Faites choix d'un bon dentiste et vous aurez incontestablement tous les résultats que vous êtes en droit d'attendre de cette opération.

Le remplacement des dents manquantes est d'une nécessité absolue à tous les points de vue ; car, si elles sont l'un des attributs les plus remarquables de la beauté et de la santé, il faut convenir que rien ne dégrade plus la bouche que la perte de quelques dents, car alors elle a perdu tous ses charmes : les fonctions importantes de la mastication et de la prononciation se trouvent complétement altérées, l'air n'est plus modifié, la salive se perd en parlant, le menton s'allonge, tous les traits se décomposent, et au printemps de la vie succède l'hiver affreux d'une vieillesse prématurée. Quoi de plus laid qu'une bouche dégarnie d'où le sourire dégénère en grimace ? Quoi aussi de plus repoussant qu'une haleine fétide ?

C'est à vous, jeunes mères de famille, que ces derniers conseils s'adressent. Souvenez-vous qu'en perdant de vos charmes, vous diminuez souvent votre pouvoir et compromettez quelquefois le bonheur de votre ménage. Il ne suffit pas d'avoir plu, il faut aussi ne pas déplaire !...

N'attendez donc pas qu'il soit trop tard !

La prothèse dentaire est accessible à toutes les bourses et satisfait à toutes les exigences. La célébrité que s'est acquise notre maison pour la perfection de ses appareils dentaires, nous dispense de tous commentaires.

Et maintenant, Mesdames, dans la crainte de vous paraître prolixe et de fatiguer votre bienveillante attention, je crois devoir en terminer avec ces sommaires lois de l'hygiène dentaire, dont je viens avoir l'honneur de vous entretenir. Veuillez les accueillir favorablement et les faire accepter par tous ceux qui vous sont chers, et vous leur aurez rendu, vous pouvez en être intimement convaincues, un immense service.

Qui a de mauvaises dents, mastique imparfaitement : qui mastique imparfaitement, digère mal ; qui digère mal est malade.

C'est par cette vérité que j'ai cru devoir commencer ; c'est par elle que je finis.

LA MÉTHODE DUCHESNE

pour la guérison des dents douloureuses est d'une efficacité telle que, sauf quelques rares exceptions, toutes les dents malades sont guérissables.

Pièces de dents sans crochets, Dentiers sans ressorts, d'une légèreté et d'un perfectionnement au-dessus de toute concurrence. Ces Dentiers sont garantis pour leur solidité et l'on peut manger dessus comme sur des dents naturelles.

Pose de dents depuis 10 francs jusqu'à 40 fr. Dentiers complets depuis 200 francs jusqu'à 400, 500 et 1,000 fr. Masticage ou Plombage depuis 3 francs jusqu'à 5 francs. Aurification depuis 5 francs jusqu'à 20 francs. Le tout garanti.

EAU PROPHYLACTIQUE

Prix du FLACON : fr. 4, 3, 2 et 1

MIEL PROPHYLACTIQUE

Prix du FLACON : fr. 5, 4 et 3.

A Paris, rue Lafayette, 45 ;
A Lyon, place Bellecour, 105 ;
A St-Etienne, rue St-Louis, 7.

Toutes ces maisons sont solidaires et responsables l'une pour l'autre du travail qui s'y fait.

M. DUCHESNE, de Lyon, vient de fonder à Vienne (Isère) une succursale de sa maison, afin de donner aux habitants de cette ville, ainsi qu'aux personnes des environs, toute la sécurité désirable.

M. DUCHESNE aîné a pris exclusivement la direction de son cabinet de Lyon depuis le 1er août 1866.

Pour prévenir le public et le mettre en garde contre de certaines manœuvres de nature à tromper sa confiance, M. DUCHESNE a l'honneur d'informer qu'il ne quitte pas son cabinet de Lyon.

Impr. Vᵉ Chanoine. Lyon.

9 782019 249359